AVIS IMPORTANT

SUR UNE

MALADIE DES PLUS AFFLIGEANTES

RÉPUTÉE MÊME INCURABLE

PRÉSENTEMENT GUÉRIE PAR DES MOYENS NOUVEAUX.

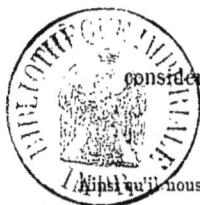

Cette maladie est même aussi
considérée comme on ne peut plus rebelle à toute médication

PAR M. F.-V. RASPAIL,

Ainsi qu'il nous l'annonce de nouveau dans son édition *Manuel de Santé* pour 1855.

(Y voir ses propres paroles, pages 179 à 183) :

« CETTE MALADIE EST UN DE MES DÉSESPOIRS. »

MONTBRISON,
LIBRAIRIE LAFONT, GRANDE-RUE.
PARIS,
DANS LES LIBRAIRIES MÉDICALES DE L'ÉCOLE DE MÉDECINE.
1855.

A Messieurs de l'Institut, Académie des Sciences,

A PARIS.

NOTE ESSENTIELLE

DU SIEUR DUPUY-DUPONTET (CHARLES-HENRY)

De la ville de Montbrison (Loire),

SUR

UNE MALADIE RÉELLEMENT DES PLUS AFFLIGEANTES,

GÉNÉRALEMENT CONSIDÉRÉE COMME INCURABLE,

MAIS QUE PRÉSENTEMENT ON PEUT GUÉRIR PAR DES MOYENS NOUVEAUX.

« Cette maladie est un de mes désespoirs. »
(RASPAIL.)

Le mal, affection cancéreuse dont il s'agit, n'a pu se guérir qu'après avoir résisté nombre d'années, seize à dix-sept ans, non-seulement à tous les caustiques les plus en usage, mais aussi surtout à la plupart des remèdes qui s'administrent à l'intérieur, ainsi qu'au régime ordinaire le mieux observé.

Son origine remonte même jusqu'à la cause première d'un très-petit ganglion ou signe de naissance, qui avait été quelque peu endommagé depuis près d'une trentaine d'années et ne voulait jamais bien guérir.

FAITS.

Très-inutilement touché d'abord trois ou quatre fois avec la pierre, par l'un de nos plus anciens docteurs, feu M. Vidal aîné, il fut, quelques années ensuite et en cinq à six différentes fois , traité avec une eau caustique qui faisait former croûte :

Mais à la suite de la croûte tombée et de chaque nouvelle opération, le mal qui s'augmentait peu à peu, en même temps et ainsi que la nouvelle croûte, a fini par paraître alors devenir de nature cancéreuse, et c'est de là (1838 ou 1839) que nous comptons seize à dix-sept ans.

Je ne tardai pas de me décider à faire le voyage de Lyon , pour y consulter l'un de ses plus anciens et premiers opérateurs, M. Gensoul.

M. Gensoul, après avoir profondément cautérisé ce petit mal; et comme l'escarre très-ronde, et de la grosseur d'une forte noisette, s'était facilement détachée pour tomber en très-peu de temps, le sixième ou septième jour; cela lui parut tellement extraordinaire, qu'il prétendit n'avoir jamais vu un effet si précoce; et il en tira le très-bon augure, ou l'opinion qu'étant ainsi « très-sain » d'ailleurs, je serais « parfaitement guéri. »

Je suis effectivement resté guéri près d'une douzaine d'années, cela malgré la faible marque d'une très-petite récidive, qui semblait vouloir apparaître quelque temps après, mais qu'une petite croûte, formée par l'application d'une légère couche de poudre, fit disparaître donc pour assez longtemps.

Ce n'est donc bien qu'en 1851 qu'a pu survenir une véritable récidive, récidive que M. Gensoul jugea convenable de cautériser de nouveau, encore assez profondément et avec le même chlorure de zinc, le 21 septembre de la même année.

Guéri de nouveau, mais seulement alors l'espace de dix-sept à dix-huit mois, jusque fin février ou mars 1853 qu'est survenue ladite seconde dernière récidive; la paupière inférieure, par suite de cette nouvelle cautérisation, étant devenue et restée béante du côté du bouton lacrymal, l'affection s'est trouvée naturellement remontée jusque tout à fait contre l'orbite et la partie supérieure du nez.

A la suite de la première récidive, il m'avait bien été donné conseil d'un régime assez convenable et passablement bien observé; cela avec frictions chaque matin sur le milieu de la langue, d'une petite prise chlorure d'or et de soude, d'un 12ᵉ de grain, jusque par gradation un 8ᵉ, pendant cinquante jours; mais le tout, même avec quelque peu d'iodure potassium, n'a pu contenir ladite seconde récidive, bien plus précoce que la première.

Le mal, pour lors trop rapproché de l'œil, ne pouvant probablement plus être cautérisé sans crainte de quelque inconvénient, il ne me fut plus conseillé que quelques applications herbacées ou émollientes, avec régime et quelques bains, et l'usage extérieur de la poudre oxyde de zinc avec talc et magnésie.

Puis, les premiers jours de mai, M. Gensoul ne me dissimula plus qu'il n'y avait absolument « *rien autre à faire qu'à continuer* » l'application de « *ladite poudre.* »

Cependant M. Pétrequin, aussi l'un des anciens majors de l'Hôtel-Dieu de Lyon, que je fus consulter immédiatement pour la première fois, le 8 mai 1853, tout en approuvant cette poudre comme chose d'usage habituel; me déclara sans hésiter, et avec toute l'assurance d'un praticien des plus expérimentés et très-renommé, qu'« *il* » me fallait « *absolument suivre un traitement.* »

Non-seulement je me suis décidé à suivre, pendant plus de deux ans, et très-exactement, ses ordonnances, d'un traitement principalement par la ciguë; mais encore, je me suis parfaitement conformé à tout ce que j'ai pu voir de rationnel en un des petits ouvrages de M. Devay, auteur déjà distingué et depuis peu professeur à Lyon, lequel petit mémoire a pour titre : « *Nouvelles recherches sur le principe actif de la ciguë (conicine).* »

Cependant encore, et malgré cela, lorsqu'en décembre dernier, le 27 décembre, je retournai voir M. Devay, que j'avais aussi consulté précédemment en 1853; et que je lui eus expliqué, que sans atteindre un état de guérison semblable aux réussites de son ouvrage sur la conicine, le progrès du mal paraissait pourtant avoir été quelque peu contenu; sa réponse alors fut de me dire :

« *Je vois bien votre état....;* » cela comme s'il s'agissait d'ajouter le sous-entendu : mais je n'y peux rien.

Mais, malgré ce pronostic peu rassurant, il me conseilla, ledit jour 27 décembre 1854, d'essayer très-légèrement de la poudre impalpable ci-après :

« *Arsenic blanc, 50 centig.; cinabre, 3 gram.; éponge calcinée, 2 gram.;* cela seulement sur une partie du mal, et suivre peu à peu en progressant.

Très-inutile ce me semble, de parler ici d'un autre remède de la place Bellecour de Lyon, que des annonces de journaux avaient vivement recommandé, au nom de Mlle Rosalie de Lagarde; et qui sauf l'essai aussi très-inutile que j'en ai pu faire, paraissait cependant avoir eu l'efficacité, probablement quelque peu mensongère, de guérir bien des dartres ainsi que des chancres désespérés sur la figure et au nez.

Je ne crois devoir même rien dire du triste spectacle de personnes, que j'ai vu dévorer lentement et jusqu'à extinction finale, par ce mal effroyable, et malgré les soins les plus assidus de plusieurs des anciennes méthodes.

Ces exemples-là ne sont d'ailleurs bien que très-notoires et trop nombreux.

Mais, en ce qui me concerne, chose essentielle, dès lors que guéri par la nouvelle méthode, il s'agit de guérir maintenant ceux qui pourront l'être aussi bien que moi; j'allais oublier M. R...., successeur de M. Landrot, très-ancien docteur-oculiste, qui dans le courant de notre précédente année 1853, dit à une dame de ses malades qui lui parlait de M. Pétrequin et de mon affection :

« *Son mal est trop ancien, il doit s'être trop enraciné: et comme il commence aussi lui d'être quelque peu trop âgé; il ne guérira jamais.* »

J'arrive enfin à la présente année 1855, et à l'un des principaux docteurs de notre ville de Montbrison, qui dans le courant de février ou mars dernier, aurait paru croire qu'il ne pouvait y avoir de véritable salut qu' « *à moins d'un grand sacrifice.* »

Une partie seulement de la paupière inférieure avait alors été lentement rongée, par la faible mais persistante malignité carcinomateuse : l'orbite ne se montrait encore à découvert que comme privé du tiers à peu près de sadite paupière; mais le mal commençait à s'étendre et se faire sentir même un peu douloureusement, jusque sur la partie supérieure périoste du nez.

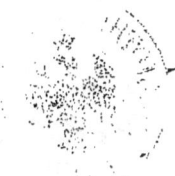

Très-peu de temps après, en avril suivant, l'un de nos nouveaux docteurs, le plus jeune et tout nouvellement établi, M. Pelardi ; après avoir émis son opinion bien contraire à l'efficacité possible d'une opération tranchante (1), a paru croire ensuite ou peut-être bien seulement feint de penser, que le progrès du mal étant de faible intensité, je pourrais continuer de vivre en assez bon voisin avec lui, encore quelques petites années, perspective ou consolation pourtant pas trop agréable.

Consulté de nouveau sur un avis qui m'était donné de faire le voyage de Paris, et d'aller m'y faire traiter en l'hôpital Saint-Louis, où l'on m'assurait que les maladies cancéreuses se guérissaient d'une manière merveilleuse ; le même jeune docteur, M. Pelardi, me représenta qu'il ne pouvait y avoir rien de bien mieux à Paris qu'à Lyon, que le traitement par la ciguë noté partout en première ligne, ou le remarquable cabinet Dupuytren, à ne pas négliger de voir ; et voir surtout, à son avis, également, M. Velpeau ; ou bien, que si je ne faisais pas ce voyage, et qu'il survienne quelque chose de nouveau, il ne pouvait manquer d'en avoir connaissance (2) par la *Gazette médicale*, et s'empresserait de m'en donner avis.

Mais le voyage de Paris fait, de même que mon entrée en l'hôpital Saint-Louis, le dimanche 20 mai ;

Ce n'est que le troisième jour, le 22 mai, jour de ma sortie, que je pus y être visité par le docteur de service, et que j'en obtins les seules paroles ci-après :

« *Qui l'a envoyé?* (3) *Ça n'est pas beau! Nous verrons ça...* »

Puis un autre petit mot que j'allais oublier, bien que peut-être un peu trop affectueux :

(1) Cette opinion-là s'est rencontrée parfaitement conforme à celle qu'on va voir bientôt, de deux des plus célèbres docteurs de la capitale, M. Velpeau et M. Ricord.

(2) Il n'a cependant encore été rien dit, rien annoncé chez nous, à Montbrison, de même que probablement partout ailleurs, de la précieuse nouvelle méthode de M. le docteur Landolfi.

(3) Comme il m'avait été représenté que les entrées en l'hôpital Saint-Louis (celles même de son pavillon payant, alors en réparation), ne pouvaient s'effectuer que par ordre de sa consultation gratuite ; ç'avait été après vérification de l'un de MM. les internes, qui présidait assez bien cette consultation, et sur son avis, écrit après m'avoir demandé : « *Voulez-vous être des nôtres?* » qu'au nom de M. D....., il s'était empressé de m'adresser à la salle de M. D..... lui-même, lequel ignorait donc que c'était en son nom que je lui avais été envoyé.

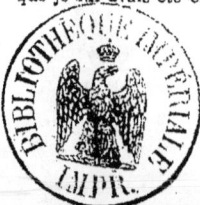

C'est celui de « *bavard*, » et son accompagnement... « *bavard sempiternel.* »

Au lieu donc d'attendre au lendemain ou pour les jours suivants la nouvelle vérification du même docteur, M. D....., je me décidai à réclamer par l'intermédiaire d'une des sœurs religieuses, l'inscription de ma sortie immédiate; avec l'intention et en vue de pouvoir aller le consulter un peu mieux, à l'heure fixée de ses consultations, chez lui; cela sur l'un des traitements qu'on m'avait dit d'usage à Saint-Louis, et qu'on m'avait certifié être de la plus grande efficacité.

Mais, dans l'opinion de M. D....., toute consultation lui parut chose très-inutile; et malgré une petite insistance de ma part, et l'assurance EXHIBÉE de mes offres très-désintéressantes, il crut devoir persister en son refus, par la raison qu'il ne voyait absolument rien autre à faire, qu'une opération suffisamment tranchante, avec la protection ou le secours de l'éther.

Peut-être bien que dans le moment j'ai pu paraître quelque peu trop bavard, sur ce qu'il me semblait indispensable de donner deux ou trois mots de renseignements sur mon mal à guérir; mais c'est chose que je crois avoir assez bien réparée en l'antichambre de M. D....., par ce qu'il a dû remarquer que j'ai pu lui dire d'abrégé ou de très-laconique, en un bref et bien un peu sec dialogue d'une à deux minutes au plus.

Il me semble donc qu'en cette circonstance-là tout au moins, j'ai pu me corriger de cette sottise de parler à cœur quelque peu trop ouvert, à l'une de celles de nos célébrités, qui n'ont probablement pas toujours bien le loisir de prêter l'oreille, même un instant, à l'agréable sentiment qui nous engage à nous permettre de leur parler ainsi.

Mais, en admettant que mes torts en cela pourraient être considérés comme chose sérieuse ou même un peu plus grave; M. D..... voudra bien me permettre, de mon côté, d'alléguer que ses manières à lui m'ont paru sinon quelque peu brusques, au moins tout à fait trop fugitives, et surtout bien un peu trop tranchantes...; cela avec d'autant plus de raison, qu'il n'a seulement pas vérifié le mal à nouveau, ainsi que cependant il l'avait annoncé le 22 mars, par ses mêmes propres paroles : « *Ça n'est pas beau! nous verrons ça...;* et ce qui surtout est venu confirmer en moi ce pressentiment, que depuis ledit jour 22 mars matin, que pour la première et dernière fois j'avais été examiné en toute hâte, il avait réellement conçu l'idée fixe et bien arrêtée de son opération tranchante.

A l'égard de M. Velpeau, auprès duquel je m'empressai pour lors d'aller immédiatement aussi demander conseil :

Son caractère, quelque peu grave ou sérieux, ne m'en a pas moins fait éprouver la satisfaction de voir qu'il écoute et répond tellement bien, qu'il s'oppose même à ce qu'on s'interrompe alors qu'il écrit;

Et qu'à la fois il daigne très-bien écouter et répondre, en même temps que le principal ou le plus essentiel de ses avis est noté et signé de lui, comme à la suite de ce que ci-après :

« CARCINOÏDE SUR LA SURFACE DES OS.

» 1° *Pas d'opération utile;*
» 2° *Mettre une très-légère couche de caustique Landolfi sur l'ulcère du nez ;*
» 3° *Toucher avec la même pâte le fond de l'orbite, etc., etc.*
» *24 mai 55.*

» *Signé* VELPEAU. »

J'en viens à présent aux sincères remercîments dont je me crois redevable envers le docteur Ricord.

Oh! celui-là, par exemple, dont la bonté d'âme, visiblement affectueuse et sensible, me parut passer avec une suave éloquence de son cœur jusque sur ses lèvres;

Qui, sans rien dissimuler, ne néglige pas la précaution de nous bien adoucir les choses;

Et qui, par un diagnostic assuré sur la nature de mon affection, voyant qu'elle se trouvait quelque peu en dehors des grandes attributions du cercle actuel de la science, a la très-louable franchise, pour ne pas dire la très-rare et bonne modestie, de me tracer une petite lettre (1) à l'adresse de son collègue ami M. Furnari, en vue de m'adresser à la spécialité du docteur Landolfi, présentement occupé

(1) La consultation de M. Velpeau, par laquelle il m'a conseillé l'emploi du caustique Landolfi, jointe à l'avis de M. Ricord, écrivant à M. Furnari, pour me faire voir à M. Landolfi lui-même, ont nécessairement bien dû prévaloir sur l'avis, intention quelque peu trop hardie de M. D.....; et le résultat de ma guérison, ne vient-il pas suffisamment aussi lui démontrer encore toute son erreur?

comme alors et avec lui M. Furnari, d'une œuvre de grande importance pour la science, autant que d'un assez grand service à rendre à l'humanité.

Maintenant, voilà quel a été le résumé très-exact de l'avis de M. le docteur Furnari, aussi formel et rassurant à lui seul que l'effet contraire de tous les autres, quelque peu trop décourageants; et dont le système d'une incurabilité peu rationnelle, paraît cependant avoir été suffisamment rejeté par les esprits réellement les plus éclairés.

Écoutons donc M. Furnari, puisque c'est lui maintenant qui parle :

Voilà bien au juste ce qu'il m'a dit et conseillé :

> Pour obtenir la guérison parfaite,
> Que par mes soins et ceux de Landolfi,
> Je vous promets autant que je vous souhaite;
> Il faut absolument que vous restiez ici.

Ma réponse à cela ne peut être autre que de dire :

> J'y suis resté : je suis enfin guéri,
> Par la méthode Landolfi.

> Et puis j'aurai gagné, je crois, sans vous déplaire,
> De n'avoir plus... jamais la barbe à faire (1) :
> Sot embarras, assujétissement (2)
> De l'homme, qui toujours va perfectionnant
> Sur le mauvais... autant que sur la bonne chose (3).

> Je voudrais en parler..., vous dire quelque chose ;
> Mais, non *pas à présent;* et puis, ma foi, je n'ose.....

---

(1) Elle sera conservée comme souvenir, en mémoire de la guérison par M. Landolfi et M. Furnari.

(2) En cinq mois de séjour à Paris, je me suis affranchi de cinquante à soixante des visites, qu'il m'aurait fallu recevoir ou faire, pour la seule et très-désagréable opération du rasoir.

(3) Présentement , voilà deux ou trois grosses fautes, contre d'anciennes petites règles du *versificatoire* ou bien de l'*académissoire.*
Mais, j'observe que l'indulgence actuelle de notre présente Académie, ne manquera pas de sanctionner ce proverbe, qui nous a déjà bien justifié qu'il n'y avait point de règle sans exception, de même que maintenant, on voit l'acte criminel bien souvent mitigé par ses circonstances atténuantes.

CONCLUSION RÉSUMÉE.

Vaut-il pas mieux en effet continuer de vous expliquer, que ce n'est très-évidemment bien que par les seuls procédés ou moyens nouveaux, importés en France et présentement mis en usage par le docteur Landolfi, ainsi que par ses soins et ceux de M. Furnari, non moins bienveillants que désintéressés; que j'ai pu parvenir à l'état d'une guérison, qui déjà depuis longtemps et partout, avait été considérée comme chose impossible; guérison pour laquelle même l'opération tranchante était visiblement devenue très-inutile. Et maintenant, je le répète et ne saurais assez l'affirmer, dans l'intérêt de la science et de ceux chez qui peut survenir quelque affection de même nature, me voilà parfaitement guéri.

Et puis encore, n'oublions donc pas une chose assez extraordinaire aussi de cette même guérison : c'est que, malgré que la paupière inférieure, au moment des diverses cautérisations, avait été rongée de plus de moitié, par la persistante malignité de la petite carcinomie; et malgré que la partie inférieure de l'orbite, ainsi dépouillée, se montrait à découvert, le venin rongeur a très-bien pu s'enlever, sans qu'il en soit résulté autre chose qu'une très-légère inflammation sur l'œil; tandis que, en une opération semblable, faite aussi depuis peu, mais avec le chlorure d'arsenic; opération même moins rapprochée de l'œil, j'ai su, et j'ai pu même aller voir que cet œil, qu'il aurait été conséquemment plus facile de préserver, avait été totalement perdu.

Enfin et d'autre part, rien n'est absolument plus facile à comprendre que l'efficacité de la présente et très-heureuse nouvelle méthode, ainsi que ses avantages sur tout ce qui s'est pratiqué jusqu'à présent.

D'abord elle est considérablement moins douloureuse, en ce qu'au lieu d'opérer profondément en une seule fois, elle n'agit au contraire que très-lentement, et seulement sur la superficie du mal, qu'elle ne cautérise que peu à peu.

Il résulte même de cela, qu'elle peut guérir un grand nombre de maux, devant lesquels l'ancienne méthode serait encore aussi très-impuissante, en ce qu'elle ne pourrait opérer sur toute leur surface, et les attaquer comme d'ordinaire assez profondément, surtout auprès des organes sensibles.

Mais, n'est-il pas un autre avantage encore on ne peut plus rationnel? et parfaitement d'accord aussi avec cette vérité du bon Lafontaine, que :

« Patience et longueur de temps
« Font plus que force ni que rage (1). »

Effectivement, tout en cautérisant peu à peu les parties cancéreuses, elle a la propriété de les purger en même temps, et aussi petit à petit et presque continuellement, de bien des impuretés malignes, vices ou venin qu'elles peuvent contenir; ce qui, même avant cautérisation suffisante, paraît apporter quelque modification sur la nature de l'ulcère.

Il est encore très-assuré et bien essentiel de ne pas perdre de vue que ce n'est qu'avec une parfaite connaissance des choses; que ce n'est qu'après avoir éprouvé par moi-même, en mon particulier, les effets très-insuffisants de l'ancienne méthode, ainsi que ceux parfaitement salutaires de celle qui vient de me guérir; que j'ai cru devoir me décider, à publier et me permettre de vous adresser, Messieurs, ces présentes notes, dans l'intérêt de ceux qui pourront avoir besoin de recourir, comme moi, à l'efficacité de ladite nouvelle méthode.

OBSERVATIONS SUPPLÉMENTAIRES.

Il ne doit pas moins être essentiel d'expliquer encore, que bien que les diverses préparations du caustique de M. Landolfi soient très-préférables, plus efficaces ou même considérablement plus salutaires qu'aucune de celles dont il est fait emploi depuis nombre d'années; il faut bien se garder d'admettre pour cela, qu'il serait de nature à pouvoir être employé sans un discernement suffisant, ou par des mains inhabiles ou sans expérience.

(1) Et cet autre assez bon conseil, aussi très-applicable en la circonstance :

« En tout ce que tu fais hâte-toi lentement, »

ne doit sûrement pas non plus être chose à dédaigner.

Si donc d'après cela,- nous croyons devoir nous abstenir de donner aucune explication sur les principales formules de ses diverses manières de le préparer, ainsi que sur ses différents degrés de force, qui doivent aussi varier selon l'exigence des cas; ce n'est pas seulement en raison de la difficulté qu'il y aurait de se faire assez bien comprendre par tous les intéressés; c'est bien plutôt en vue de ne pas nous exposer à devenir cause du moindre petit accident qui pourrait résulter de toute application exempte de prudence, ou de l'expérience pratique si nécessaire.

Je ne crois pouvoir rien dire non plus, d'aucune de ses autres formules, conformes à ses ordonnances pour moi, sur le traitement interne; sinon qu'il est sur cela une chose encore bien remarquable et des plus faciles à comprendre: c'est que le même élément ou les mêmes principes, qui ont le pouvoir de détruire l'effet carcinomateusement morbide produit à l'extérieur, ne peuvent manquer d'avoir la propriété d'en restreindre, diminuer ou faire entièrement disparaître la cause interne.

Ce traitement-là, infailliblement susceptible d'être également modifié, selon la nature et *variété* de l'affection, m'a paru être mis en usage par M. Landolfi, avec non moins de précaution et de prudence qu'en l'exécution de sa méthode pour l'extérieur; et doit nécessairement être bien plus efficace, bien préférable ou considérablement moins à craindre, que toutes les anciennes préparations arsénieuses et que celles de ciguë même dites conicines.

Je peux certifier encore d'autre part, et indépendamment de tout ce que dessus, que lesdites préparations arsénieuses, et celles de ciguë, dont surtout j'ai moi-même fait usage pendant plus de deux ans; que le régime le plus persévérant et le plus sévère; que les tisanes, les sucs jus exprimés de la bourrache, du cerfeuil et du cresson; que le laitage et petit lait, y compris les autres diverses tisanes qu'on peut injecter par les voies inférieures; et que les bains, ceux même aromatisés de ciguë, et ceux de bicarbonate, de son ou d'amidon; peuvent bien, le tout réuni, agir comme de *très-bons palliatifs;* enrayer ou *contenir les progrès* de l'affection, mais non point y apporter la cure de guérison vainement poursuivie.

Il y a mieux, c'est que le véritable rob dit Boyveau-Laffecteur, pris avec persévérance et en assez grande quantité (et bien qu'il guérisse à peu près, si l'on veut, toutes les autres vicieuses maladies du sang), n'a certes pas non plus aussi la véritable puissance suffisamment curative contre le cancer. Et quand bien même il se rencontrerait, par hasard, qu'en un grand nombre de bouteilles l'une d'elles serait assez caustique pour noircir la cuiller d'argent, celle-là même ne pourrait être d'un meilleur effet que les autres, et la dépense de ce remède contre le cancer risquerait donc d'être chose en pure perte de temps et d'argent.

Enfin, malgré bien des succès déjà réellement obtenus par le professeur Landolfi, et malgré celui dont je viens moi-même ici, en mon particulier, fournir l'une des preuves très-vivantes; il ne faut pourtant pas croire pour cela, que de tels maux (considérés jusqu'à présent comme à peu près incurables), s'ils peuvent se guérir maintenant par des applications suffisamment intelligentes de sa méthode, puissent cependant l'être subitement en l'espace de quelques jours

Il faut nécessairement des soins assez persévérants, surtout pour les maux anciens, pour les personnes déjà quelque peu avancées en âge, et pour celles, par-dessus tout aussi, dont l'affection pourrait être entretenue par une malencontreuse complication de quelques autres maux.

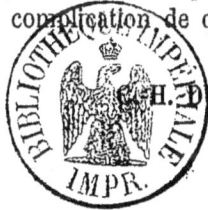

H. DUPUY.

Montbrison (Loire), octobre 1855.

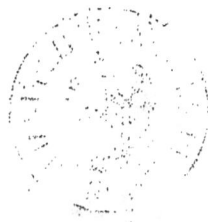

TABLE DES MATIÈRES.

———

Paris. — Imprimerie Walder, rue Bonaparte, 44.

www.ingramcontent.com/pod-product-compliance
Lightning Source LLC
Chambersburg PA
CBHW050357210326
41520CB00020B/6345